MÉMOIRE

SUR UN NOUVEAU PROCÉDÉ

A INTRODUIRE DANS L'OPÉRATION

DE LA CATARACTE

PAR EXTRACTION.

IMPRIMERIE ANTHELME BOUCHER,

RUE DES BONS-ENFANS, N°. 34.

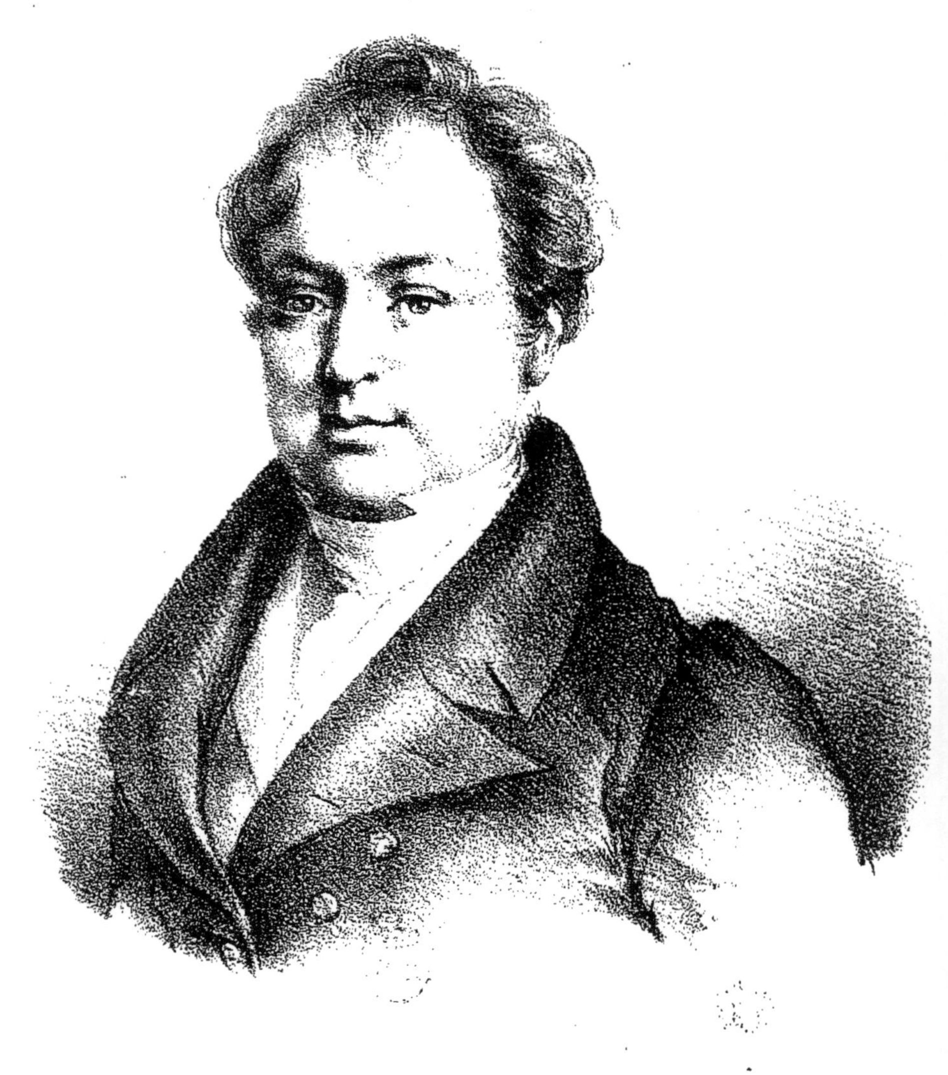

Parfait Landrau, M. Ch. Paulish
né à Maule dépt du Pas de Calais, le 13 mai 1797.

MÉMOIRE

SUR UN NOUVEAU PROCÉDÉ

A INTRODUIRE DANS L'OPÉRATION

DE LA CATARACTE

PAR EXTRACTION,

AU MOYEN DUQUEL LES MALADES SONT MIS A L'ABRI DES CATARACTES MEMBRANEUSES SECONDAIRES.

Par J.-F. Parfait Landrau,

OCULISTE.

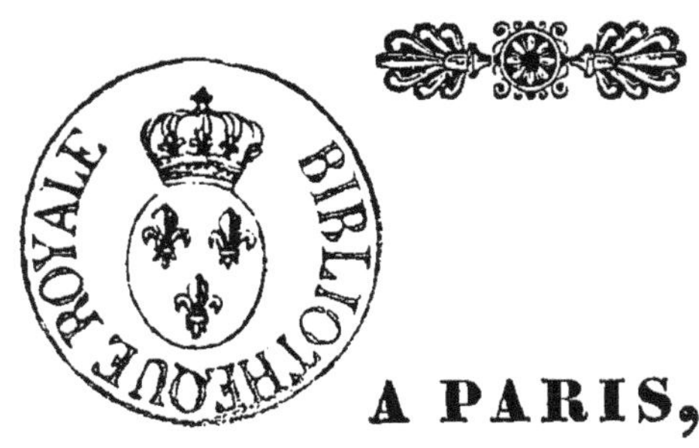

A PARIS,

CHEZ DUPLESSIS, PHARMACIEN,

RUE DE LA LINGERIE, Nº. 15;

PONTHIEU, LIBRAIRE, AU PALAIS-ROYAL.

1827.

AVERTISSEMENT

DE L'AUTEUR.

Eɴ présentant cet ouvrage aux personnes qui se livrent à la pratique de la chirurgie oculaire, je désire me rendre utile à l'humanité, et j'espère atteindre ce but.

Je propose un procédé concernant le déchirement de la cristalloïde postérieure, lequel a sur la méthode ordinaire les avantages suivans :

1°. De garantir des cataractes membraneuses secondaires qui résultent des accidens inflammatoires qu'entraîne souvent l'opération ;

2°. De permettre aux lambeaux de la cristalloïde antérieure de s'éloigner de la pupille, en se plaçant derrière l'iris, ce qui ne peut pas arriver aussi complètement par le procédé ordinaire, attendu que l'intégrité de la cristalloïde postérieure s'oppose à ce que le corps vitré puisse les repousser. Lors même que les lambeaux deviendraient opaques par ce nouveau procédé, ils ne pourraient gêner la vision par la suite, puisqu'ils seraient éloignés du centre de la pupille;

3°. De rendre la pupille beaucoup plus nette, puisqu'il ne se trouve aucune partie membraneuse entre le corps vitré et la cornée;

4°. D'empêcher l'opacité de la cristalloïde postérieure, qui peut survenir à la suite d'ophtalmie, même plusieurs années après l'opération pratiquée suivant la méthode ordinaire.

J'aurais résisté au désir de joindre à mon Mémoire les pièces qui le suivent, si leur autorité ne m'eût paru devoir être d'un grand poids dans les opinions qui seront émises pour et contre.

La plupart de ces attestations, dont je m'honore, m'ont été remises par des hommes qui ont obtenu et mérité à tous égards le rang distingué que beaucoup d'entr'eux occupent dans les corps savans et dans les établissemens publics.

Je n'ai d'ailleurs aucune prétention au mérite littéraire. Ce sont mes idées que je vais exposer, je les crois neuves, et je les écris parce que l'expérience m'a démontré leur utilité.

MÉMOIRE

SUR UN NOUVEAU PROCÉDÉ

A INTRODUIRE DANS L'OPÉRATION

DE LA CATARACTE

PAR EXTRACTION.

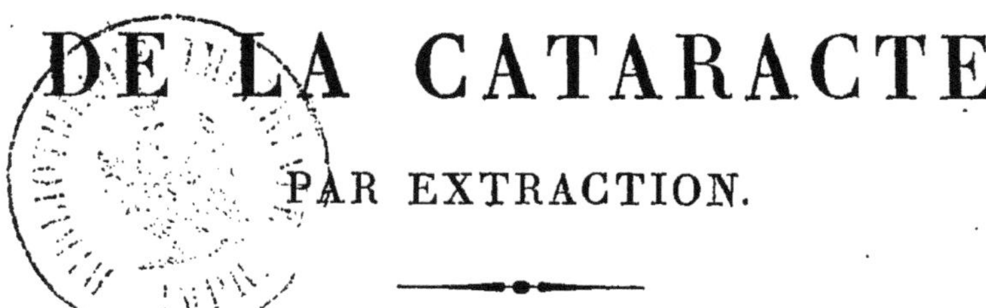

Livré à la pratique de la chirurgie oculaire depuis plus de dix années, et me servant tour-à-tour et suivant les circonstances, des diverses méthodes et des divers procédés connus pour l'opération de la Cataracte, non seulement j'ai été amené, par des réflexions exactement déduites de faits nombreux, à apprécier les avantages et les inconvéniens de ces méthodes différentes, mais encore elles m'ont suggéré l'idée d'un procédé nouveau dans l'opération de la *Cataracte par extraction*.

Mon but n'étant pas de m'occuper de ce qui a été dit touchant les avantages et les inconvéniens des méthodes opératoires de l'extraction et de l'abaissement (1), et ces questions ayant d'ailleurs été trai-

---

(1) Néanmoins à la fin de ce Mémoire je ferai quelques observations, que j'ai cru ne pas être déplacées dans un ouvrage de ce genre.

tées à fond par de grands maîtres, je ferai remarquer seulement que l'extraction était susceptible d'être perfectionnée; que j'ai dirigé sur ce point toute mon attention, et que je crois pouvoir faire faire un pas à la chirurgie oculaire, en proposant le moyen journellement mis en usage par moi-même pour éviter les cataractes membraneuses secondaires.

Ce procédé n'est indiqué dans aucun des ouvrages *ex professo,* sur les maladies des yeux ; aucun auteur n'en fait mention, et cependant il paraît si naturel, ses résultats offrent tant de certitude et sont si faciles à saisir, qu'il semble étonnant, lorsqu'on y réfléchit, qu'aucun des grands maîtres en cette matière n'en ait eu la pensée.

L'opération de la Cataracte par extraction consiste à ouvrir la cornée transparente et la cristalloïde antérieure, pour opérer la sortie du cristallin (1), et, de plus, à faire suivre aux malades un régime approprié à leur état, afin d'éviter les accidens subséquens qui peuvent en empêcher la réussite.

Mais il arrive très souvent que chez un malade qui n'a éprouvé que peu de douleur, et lorsqu'aucun gonflement n'a paru dans les paupières, on se promet un succès dont on se trouve déçu. En effet, à la levée du premier appareil, on aperçoit dans la

---

(1) Le procédé opératoire de l'extraction de la Cataracte se trouvant dans tous les ouvrages de chirurgie, j'ai jugé inutile de donner, sur cet article, des détails généralement connus.

pupille une nouvelle opacité qui nécessite une seconde opération à laquelle peu de malades se décident (1).

L'opération devient alors plus délicate, car cette nouvelle cataracte, de nature membraneuse, est toujours due à l'opacité des cristalloïdes, soit à la totalité de la postérieure, soit à des lambeaux de l'antérieure qui n'ont pu être absorbés, parce que la capsule cristalline n'a été déchirée que dans son centre et à la partie antérieure, pour laisser passer le cristallin en conservant ses adhérences naturelles sur ses bords. Après la sortie du cristallin, les lambeaux de la cristalloïde antérieure doivent naturellement se porter sur la cristalloïde postérieure, à laquelle ils s'accolent, et où ils trouvent un point d'appui; en conséquence, ils obscurcissent la pupille; autrement il faudrait admettre une grande contractilité dans cette membrane, et supposer que les bords de la plaie, qui ont laissé passer le cristallin, pussent se replier sur leurs adhérences naturelles et se cacher derrière la partie postérieure de l'iris, contractilité excessive qui ne peut être sup-

---

(1) L'opération d'une Cataracte membraneuse secondaire est toujours plus laborieuse et offre moins de chances de succès qu'une première opération; car le plus souvent les lambeaux membraneux qui paraissent dans la pupille ont pris des adhérences avec ses bords.

posée dans une membrane aussi tenue et si peu sensible.

A présent que je viens d'indiquer les parties qui donnent naissance aux cataractes membraneuses secondaires, il me reste à décrire le procédé que j'emploie pour les éviter. Je n'entrerai pas dans les détails de l'opération par extraction, comme je l'ai observé; la méthode que je suis est celle du baron de Wenzel, avec cette différence pourtant que je me tiens debout.

Lorsque l'opération est terminée, suivant le procédé de l'auteur que je viens d'indiquer, et que j'ai permis au malade de voir quelques objets, si je l'ai jugé convenable, alors, avant de placer l'appareil, j'ai l'habitude de déchirer la cristalloïde postérieure (1).

A cet effet, je me sers d'une aiguille à cataracte (2), que j'introduis sous la cornée, en ayant

-----

(1) Beaucoup de praticiens blâment l'usage de faire voir les malades immédiatement après l'opération; j'ai reconnu que cette épreuve n'offre que peu ou point d'inconvénient. En effet, un malade pressé de jouir du bienfait de la vue, se conformerait difficilement aux avis de l'oculiste qui l'aurait opéré, s'il ne connaissait aussitôt le résultat de l'opération; ce qu'il gagne au moral contrebalance avantageusement le reproche que l'on fait à cette expérience.

(2) J'ai reconnu, depuis que je travaille à ce Mémoire, qu'il était souvent plus facile, chez certains sujets, de déchirer la

la précaution de déchirer la cristalloïde verticalement ; et, par un léger mouvement de droite à gauche, j'en écarte les lambeaux vers les parties postérieures et latérales de l'iris, où le corps vitré se présente et les maintient.

Le plus ordinairement il suffit de porter la pointe de l'instrument à la partie supérieure de la pupille, et de percer la membrane cristalline, pour que les lambeaux se cachent derrière l'iris ; et l'on voit tout de suite que la pupille a repris la belle couleur noire qui lui est naturelle.

Si, avant de déchirer cette membrane, on a fait

---

cristalloïde postérieure avec une *érine* simple qui glisse plus facilement entre la cornée et l'iris, ce qui permet d'en porter la pointe à la partie supérieure de la pupille, et de la plonger dans la cristalloïde en l'attirant à soi, afin de déchirer cette membrane de haut en bas ; il arrive quelquefois que les cristalloïdes suivent l'érine, ce qui est d'un grand avantage pour le succès de l'opération. Cet instrument, d'ailleurs, par sa petite dimension, endommage un moins grand nombre de cellules du corps vitré, dont, comme je le ferai observer, une petite portion peut être évacuée sans le moindre accident. L'emploi de l'aiguille à cataracte et de l'érine devient par cette même raison préférable à celui du *cystitome*, qui est plus volumineux et demande plus de peine et de travail puisqu'il faut que le pouce en fasse sortir la lame en appuyant sur le ressort ; on suit, en outre, avec beaucoup plus d'aisance les mouvemens de l'œil, qui offrent quelquefois de la difficulté ; en général l'emploi des instrumens à ressort doit être rejeté par les praticiens exercés.

voir le malade, et qu'on renouvelle ensuite cette expérience, on s'apercevra facilement des avantages du procédé que je propose; car le malade distinguera beaucoup mieux tous les objets qui lui seront présentés (1), et il n'y a pas, comme on pourrait le croire, à appréhender l'évacuation du corps vitré, qui serait obligé de passer par la pupille et par l'ouverture de la cornée.

La faible portion contenue dans le petit nombre de cellules qui ont été ouvertes, peut seulement s'évacuer avec l'humeur aqueuse qui se régénère promptement; il faudrait une main presque mal habile pour en laisser échapper une forte portion, et cette main ne serait pas plus apte à opérer par tout autre manière, que par le procédé que je propose (2).

---

(1) Il paraîtrait qu'après avoir ouvert la cristalloïde il serait presqu'impossible de permettre au malade d'ouvrir ses yeux pour distinguer divers objets, sans l'exposer à la perte d'une partie plus ou moins forte d'humeur vitrée; mais sur dix opérations ordinaires il en est au moins huit qui peuvent, sans inconvénient, permettre de faire voir le malade après le déchirement de la cristalloïde.

(2) Il est généralement reconnu par les plus grands praticiens que la perte d'une faible portion d'humeur vitrée ne compromet jamais la réussite d'une opération. Un élève maladroit et mal dirigé pourrait seul en faire sortir une quantité capable d'amener l'atrophie de l'œil; mais dans de telles mains l'opération ordinaire ne serait pas moins compromise et pourrait avoir le même résultat.

D'ailleurs, en opérant debout on a l'avantage de pouvoir se placer sur le côté, et un peu en arrière du malade, le pied gauche sur la partie postérieure du siége de la chaise; de lui faire pencher la tête en arrière, et de lui donner un point d'appui sur le genou. De l'index de la main gauche on soulève la paupière supérieure, et, s'il est nécessaire, un aide baisse légèrement l'inférieure avec un seul doigt. Alors on a toute la facilité possible pour déchirer la cristalloïde postérieure, comme je l'ai observé; on retire l'instrument, on fait fermer l'œil du malade et l'on place l'appareil. De cette manière, jamais il ne s'échappe d'humeur vitrée. Je n'indique cette précaution que pour les malades dont les yeux, trop saillans ou involontairement mobiles, peuvent faire craindre à l'opérateur l'évacuation d'une partie de ce corps. Au surplus, il est inutile de permettre au malade de voir de nouveau, lorsque l'opérateur s'est assuré que le déchirement de la cristalloïde a débarrassé la pupille des corps membraneux qui pouvaient l'obstruer.

Si les yeux se trouvaient, comme je l'ai dit, saillans et mobiles, et que ces circonstances, trop fortement prononcées, fissent craindre à un oculiste *peu sûr de sa main* la sortie de l'humeur vitrée, il serait toujours libre de terminer son opération par la méthode ordinaire.

Si, en ouvrant la cristalloïde postérieure, une petite portion d'humeur vitrée s'écoulait ou venait à s'interposer dans la section de la cornée, qu'on ne s'en inquiète pas; l'expérience m'a démontré que cet accident est léger. L'occlusion de l'œil et la pression naturelle exercée par les paupières, suffisent pour faire rentrer l'humeur et pour vider les cellules de la partie du corps vitré engagée dans l'ouverture de la cornée.

Tout au plus, et quelques jours après l'opération, quand le malade ouvre son œil, on trouve un petit lambeau de l'hyaloïde tenant à la cicatrice, et ressemblant à une portion de chassie détrempée par les larmes : cette portion membraneuse se détache peu de temps après. Ce fait, généralement connu des oculistes, a lieu également quelquefois dans la méthode ordinaire de l'extraction (1).

---

(1) Dans une opération laborieuse, il arrive quelquefois, par la méthode ordinaire, que la cristalloïde postérieure se trouve déchirée accidentellement et que le cristallin à sa sortie est suivi d'une portion du corps vitré beaucoup plus considérable que celle qui pourrait suivre l'instrument qui me sert à la déchirer. Cet accident s'est présenté dans ma pratique et n'a pas empêché le succès de l'opération.

Observation. Pendant mon séjour dans l'arrondissement de Mortagne, je fus mandé à *Moulins-la-Marche* pour y opérer plusieurs aveugles. Le maire de la commune de Fay m'adressa comme indigent le nommé Béchet, âgé de 75 ans, ayant deux cataractes compliquées de l'opacité des cristalloïdes antérieures. Je procédai à l'extraction en présence de plusieurs médecins.

Après la section des cornées transparentes, à l'aide de petites

Il semblerait encore que, par ce procédé, on dût s'attendre à voir plus souvent l'iris s'engager dans

---

pinces, il me fut facile d'extraire des cristalloïdes antérieures qui sortirent en entier et opaques sur tous leurs points. Je m'appliquai ensuite à l'extraction des cristallins; ils étaient très volumineux, ce qui me donna un peu de peine pour les avoir, quoique la section des cornées fût assez grande : ils amenèrent à leur suite une portion du corps vitré assez considérable et plus forte que je n'en avais vu jusqu'alors.

Je fis aussitôt fermer les yeux du malade; un moment après je voulus m'assurer de leur état, je lui fis pencher la tête sur mon genou, étant placé pour cela comme je l'ai indiqué, et je lui ouvris légèrement les yeux. Les pupilles avaient repris leur dimension ordinaire, et les yeux offraient toutes les conditions de ceux opérés sans cet accident; les cristalloïdes postérieures étaient déchirées; je n'en aperçus aucun lambeau dans les pupilles : l'opération se trouva terminée. La perte plus qu'ordinaire de l'humeur contenue dans les cellules antérieures de la membrane hyaloïde me donnant des craintes pour les suites, je me disposais à placer l'appareil lorsque le malade me parut profondément affecté de ce que je ne lui présentais aucun objet à distinguer, ce qui lui faisait perdre l'espoir de guérison. Certain qu'avec des précautions il pouvait ouvrir les yeux, je lui permis de regarder ses mains; il le fit et aperçut tous les objets qui étaient dans la salle.

Cet homme suivit avec docilité le traitement approprié à son état; il ne survint pas d'accident, et douze jours après, je lui posai le bandeau noir : il distinguait alors les plus petits objets. Ce fait vient naturellement corroborer mon assertion que la perte d'une faible portion d'humeur vitrée ne peut pas entraîner la perte de la vue, si elle n'est suivie d'aucun autre accident.

l'ouverture de la cornée et former une procidence ; mais je puis donner l'assurance qu'il n'en est rien. On sait d'ailleurs qu'on y remédie en faisant rentrer la portion d'iris engagée à l'aide d'une petite *curette* et ce replacement est bien plus facile, comme je l'ai observé dans ma pratique, lorsque la cristalloïde est divisée.

Par ce moyen, il est inutile de passer la curette sous la cornée aussi souvent qu'on le fait dans la pratique habituelle, ce qui fatigue beaucoup l'œil et le prédispose à l'inflammation ; car les petites parcelles des couches extérieures du cristallin qui n'ont pas suivi ce corps sont entraînées derrière l'iris, où l'absorption s'en empare promptement, vu leur peu de densité.

Si la membrane cristalline n'est pas suffisamment déchirée, et que le corps vitré n'en force point les lambeaux à se porter derrière l'iris, il en résulte que les deux portions de cette membrane n'ayant été ouvertes que dans leur centre, elles ne peuvent pas être absorbées ; leurs adhérences circulaires y mettant d'ailleurs obstacle, il peut arriver qu'elles prennent de l'opacité pendant la durée et à la suite des accidens inflammatoires résultant de l'opération, c'est alors que l'on a lieu de s'applaudir d'avoir eu la précaution de déchirer la cristalloïde postérieure ; car, à la levée de l'appareil, on aperçoit au milieu de la nouvelle opacité un point noir qui permet aux malades de distinguer les objets placés autour d'eux, et les met à l'abri d'une nouvelle opération. Je ferai suivre ce mémoire par quelques observations de ce genre.

Pour démontrer l'utilité de mon procédé, je crois pouvoir ne rien dire de mieux que de répéter ce qu'a énoncé l'illustre chirurgien de Pavie, au sujet du déchirement de la cristalloïde antérieure, dans l'opération par abaissement :

« Il arrive souvent que les personnes qui ne sont
» pas assez instruites ou exercées dans cette partie
» de la chirurgie, après avoir fait pénétrer l'aiguille
» entre la convexité antérieure de la capsule restée
» transparente et la cataracte, ôtent le cristallin
» opaque de l'axe visuel et laissent en place la con-
» vexité antérieure de la capsule restée transparente,
» laquelle devenant opaque quelques jours après l'o-
» pération, présente au-delà de la pupille un voile
» blanchâtre, épais, qui enlève en tout ou en partie,
» au malade, la faculté de voir, et auquel on a donné
» très convenablement le nom de *Cataracte membra-*
» *neuse secondaire* (1). »

En observant exactement le précepte donné pour le procédé que je propose, et qui consiste à diviser

---

(1) Ce que dit Scarpa au sujet du déchirement de la cristal-loïde antérieure dans l'opération par abaissement, peut s'appli-quer rigoureusement à la cristalloïde postérieure, dans la mé-thode ordinaire de l'extraction, quoiqu'elle soit moins que l'an-térieure susceptible de prendre de l'opacité.

la cristalloïde postérieure, autant que possible, de haut en bas, quand même il arriverait que les lambeaux ne s'écartassent pas assez pour se cacher derrière l'iris, il existera toujours une petite pupille verticale, pratiquée dans le centre même de la membrane cristalline qui permettra aux malades de voir. Cet avantage n'a pas lieu par le procédé ordinaire, car le cristallin étant extrait, son chaton dans le corps vitré n'existe plus, et cette partie devient convexe de concave qu'elle était ; d'où résulte le contact des bords pupillaires avec les lambeaux de la cristalloïde antérieure, et la facilité de leurs adhérences avec l'iris. Voilà ce qui constitue une cataracte membraneuse adhérente à l'iris, inconvénient qu'on évite quand les lambeaux de la cristalline sont éloignés du centre de la pupille.

Si, au contraire, on néglige de faire l'ouverture de la cristalloïde postérieure de haut en bas, et qu'on se borne à la pratiquer transversalement et à la partie inférieure du trou pupillaire, il pourra arriver que cette membrane, par la raison que je viens d'indiquer, n'étant pas entraînée derrière l'iris, la partie supérieure de sa section prenne adhérence à la partie inférieure du bord pupillaire, et par l'opacité qui pourrait y survenir en totalité ou en partie, empêche de nouveau la vision. Cet accident, qui arrive également dans l'opération ordinaire, et même plus souvent pour la cristalloïde antérieure, lorsqu'elle n'est divisée que latéralement et à sa partie inférieure pour laisser échapper le cristallin, a lieu très rarement par mon procédé, et peut être totalement évité par un oculiste habile et suffisamment expérimenté.

Au reste, ce procédé, que j'emploie toujours dans l'extraction des cataractes, à quelques exceptions près, depuis plusieurs années, m'a donné la satisfaction de réussir dans le plus grand nombre de cas, et plus constamment que cela n'arrivait avant que je l'adoptasse.

Les pièces justificatives qui sont à la suite de ce Mémoire prouvent assez que ce défaut de succès ne provenait pas du manque d'habitude.

On pourrait objecter que si l'on ne déchirait pas la cristalloïde postérieure, ses lambeaux ne deviendraient pas opaques, ou du moins le deviendraient plus rarement; mais comme la cristalloïde antérieure est susceptible de prendre de l'opacité plus fréquemment que la postérieure, et qu'il faut de toute nécessité l'ouvrir pour extraire le cristallin, ses lambeaux devant, comme je l'ai dit, aller prendre un point d'appui sur la cristalloïde postérieure, ce procédé est, par cela même, très avantageux, puisqu'il force les parties divisées de la cristalloïde antérieure, comme celles de la postérieure, à s'éloigner du centre de la pupille.

Malgré les grands avantages que peuvent retirer les malades opérés par abaissement, d'après la méthode de Scarpa, qui, de même que par le procédé que je propose, les met à l'abri des cataractes secondaires, si l'on considère néanmoins que par cette opération le cristallin existe toujours dans le fond du globe de l'œil; que l'absorption qui s'en empare n'agit que lentement sur le plus grand nombre des opérés, lesquels sont généralement des vieillards chez qui le système absorbant est affaibli, et dont les cristallins, ordinairement très denses, demeurent plusieurs années pour être entièrement absorbés (1), on ne trouvera pas étonnant que,

---

(1) Lors de mon séjour dans le département de l'Yonne, j'opérai, d'après mon procédé, madame Lefèvre de Brinon, qui avait une cataracte ordinaire à l'œil gauche. Cette opération, pratiquée en présence de M. Gohierre Longchamp, médecin de l'hôpital, réussit complètement, et peu de jours suffirent à ma malade pour son parfait rétablissement.

Cette dame avait été opérée à Paris (par abaissement), d'une cataracte dont les couches extérieures étaient laiteuses, « du moins la malade m'assura que les médecins présens à son opération l'avaient ainsi désignée. » Lors de l'opération, la partie solide du cristallin était passée dans la chambre antérieure. Plus d'une année s'était écoulée depuis, et cependant il n'était pas entièrement absorbé; j'ignore quelle était sa grosseur primitive, mais quand je le vis, ce qui en restait formait la grosseur des deux cinquièmes d'un cristallin ordinaire. Du reste, la pupille était irrégulière et obstruée par les lambeaux de la membrane cristalline. Depuis l'opération, la malade éprouvait, dans la tête et dans l'œil, des douleurs assez fortes qui probablement étaient provoquées par la phlegmasie chronique qui a succédé à l'opération.

Scarpa a observé que dans l'opération par abaissement, si le

pendant ce laps de temps, la présence de ce corps étranger dans le fond de l'œil puisse ne pas être supportée impunément chez tous les malades ; que le point d'irritation interne, causée par ce corps chez les personnes nerveuses, provoque des douleurs dans le globe et dans la tête, qui peuvent, comme je l'ai vu, se prolonger plusieurs années ; chez d'autres le succès de l'opération n'est pas de longue durée. Après plusieurs mois il survient une amaurose, et je crois que, dans ce cas, on peut presque toujours en attribuer la cause au cristallin qui, en provoquant une irritation interne, détermine la paralysie de la rétine (1), accident bien moins fré-

---

cristallin n'est pas exactement détaché de son enveloppe, il s'absorbe beaucoup plus lentement. A l'appui de cette remarque, je puis citer la femme Prévost de la Ferrière, au Doyen, près Mortagne, opérée par abaissement il y a dix ans. En examinant attentivement la partie inférieure de la pupille on aperçoit le cristallin diminué de volume et vacillant à chaque mouvement de l'œil ; c'est une remarque que l'on peut faire souvent chez les personnes opérées par abaissement.

(1) Madame Lambert de Villevaillers, près Joigny, âgée de soixante-quatre ans, fut opérée, à Paris, par abaissement, à l'œil gauche ; j'ai vu cette personne trois ans après, elle m'a assuré avoir beaucoup souffert pendant quelques mois ; l'amaurose fut la suite des douleurs qu'elle éprouvait.

Toutes les parties externes de l'œil sont dans leur état naturel ; la pupille est nette, mais l'œil est insensible à la lumière. Ce résultat ne doit être attribué qu'à la présence du cristallin

quent dans l'opération par extraction, surtout quand on a la précaution d'engager les malades à faire usage pendant les premiers mois de lunettes vertes pour modifier l'action de la lumière, et s'opposer par ce moyen à une trop forte excitation de la rétine.

Voici ce que dit Scarpa sur le long séjour que peut faire le cristallin dans le fond de l'œil :

« Un fait non moins important à connaître que les
» précédens, mais qui regarde plus particulièrement
» l'opération de la cataracte par dépression, c'est que
» le cristallin cataracté, retiré de l'axe visuel et en-
» foncé dans le corps vitré, diminue successivement
» de volume de la circonférence au centre, et finit
» par disparaître entièrement pourvu qu'il soit privé
» de son enveloppe membraneuse. Ce phénomène
» est certain, démontré par une longue suite d'ob-
» servations faites par des hommes habiles et impar-
» tiaux, auxquelles j'en puis ajouter trois que j'ai
» recueillies moi-même.

» La première de ces observations a été faite sur un
» gentilhomme de Paris, âgé de soixante ans, qui
» mourut précisément un an après avoir subi l'opé-
» ration de la cataracte par dépression à l'œil droit ;
» la seconde sur une dame de quarante ans, qui mou-

---

dans le fond de l'œil, puisque cette dame, que j'ai opérée de l'autre œil, trois ans après, n'a éprouvé, dans cette seconde opération, ni douleur ni accidens.

(23)

» rut trois ans après qu'on lui cut abaissé le cristallin,
» et la troisième sur un homme de cinquante-sept ans,
» qui cessa de vivre environ trois ans et demi après
» avoir supporté la même opération.

» Chez le premier de ces trois sujets j'ai trouvé le
» cristallin profondément enfoncé dans le corps vitré
» et réduit à-peu-près à un tiers de sa grandeur na-
» turelle; et, dans les deux autres, de tout le cristallin
» enfoncé dans le corps vitré, sous l'axe visuel, il ne
» restait à bien dire que le noyau un peu plus gros
» que la tête d'une épingle ordinaire (1). »

Si l'on fait attention que des sujets dont il vient d'être
fait mention, le plus âgé n'avait que soixante ans ; que
journellement on opère des personnes d'un âge beaucoup plus avancé, chez lesquelles les cristallins doivent s'absorber plus lentement;

Que Scarpa a trouvé chez le premier sujet des
cataractes diminuées d'un tiers seulement; que ce
qu'il en restait eût probablement mis le double de
temps à disparaître; car il est reconnu que le centre
du cristallin a plus de densité que les couches extérieures;

Que chez les deux autres, quoique plus jeunes, les

---

(1) Il est inutile de joindre aux observations de l'auteur que
je viens de citer une foule de cas semblables qui se présentent
journellement dans la pratique de ceux qui se livrent spéciale-
ment à cette partie de la chirurgie.

cristallins n'étaient pas entièrement absorbés plus de trois ans après.

On reconnaîtra l'avantage presque général de l'extraction sur l'abaissement.

Les cataractes membraneuses compliquées d'adhérence à l'iris, qui offrent de plus grandes difficultés à l'opération par dépression qu'à celle par extraction, et le long séjour du cristallin dans l'œil après l'opération, doivent engager de plus en plus les personnes qui se livrent à cette partie de la chirurgie à opérer par extraction plus souvent qu'elles ne le font, surtout en observant le procédé que j'indique, qui est d'un avantage si marqué que la moitié des personnes sur lesquelles des opérations, quoique bien faites, n'ont pas eu de succès, eussent recouvré la vue s'il eût été mis en pratique.

Je vais citer à l'appui de ce procédé quelques observations qui doivent en démontrer l'utilité. Les bornes de cet ouvrage ne permettant pas d'entrer dans de longs détails, je me suis dispensé d'en donner de plus étendus, qui d'ailleurs n'apprendraient rien de plus et rien de mieux sur un art déjà décrit.

PREMIÈRE OBSERVATION.

Opération de la Cataracte par extraction à l'œil gauche ; incision de la cristalloïde postérieure laissant un lambeau opaque à la partie supérieure de la pupille, cette dernière restant d'ailleurs très belle dans les trois quarts inférieurs et permettant au malade de lire et d'écrire.

Dans les premiers jours de décembre 1825, j'opérai par extraction l'œil gauche de M. Roux, propriétaire à Moulins *(Allier)*; son fils, médecin en chef et premier professeur à l'hôpital militaire d'instruction de Strasbourg, était présent.

L'extraction achevée, nous fîmes distinguer au malade quelques objets; puis je fis observer à M. le docteur Roux qu'à la levée de l'appareil l'opacité de la cristalloïde postérieure, et même des lambeaux de l'antérieure, pouvaient, comme je l'ai remarqué, obstruer de nouveau la pupille et priver le malade de la continuation d'un succès qui ne serait que momentané.

Que pour obvier à cet inconvénient, et bien qu'après le procédé ordinaire employé dans cette occasion, l'œil eût toutes les conditions qui caractérisent une bonne opération, j'étais d'avis de déchirer la cristalloïde postérieure pour mettre le malade à l'abri d'une cataracte membraneuse secondaire.

Lorsqu'il eut réfléchi à ma proposition, et pesé

tous les avantages que son père pouvait en retirer, le docteur Roux convint que rien n'était plus rationnel.

Je déchirai cette membrane : nous présentâmes au malade de nouveaux objets qu'il vit plus distinctement.

A la levée de l'appareil, nous eûmes lieu de nous applaudir de cette précaution : un quart de la pupille, à sa partie supérieure et latérale gauche, était occupé par un lambeau de cristalloïdes devenu opaque, qui probablement l'aurait obstruée en entier.

Aujourd'hui le lambeau existe toujours. Du reste, la pupille est très belle et permet à l'opéré de lire et d'écrire à l'aide de lunettes.

―――◁●▷―――

DEUXIÈME OBSERVATION.

Opération par extraction aux deux yeux : la cristalloïde postérieure ayant été déchirée à l'œil droit, et non à l'œil gauche, à la levée de l'appareil il survient une cataracte membraneuse secondaire à l'œil gauche, et une pupille très belle à l'œil droit.

Sur la recommandation de M. le marquis de Montgrand, maire de Marseille, j'opérai, pendant le séjour que je fis dans cette ville en janvier 1825,

M. Gros, âgé d'environ soixante ans, aveugle depuis plusieurs années. L'opération eut lieu par extraction sur les deux yeux : à l'œil droit je déchirai la cristalloïde postérieure; à l'œil gauche, la pupille me paraissant très belle après la sortie du cristallin, je ne voulus point déchirer cette membrane, les yeux offrant un peu de difficulté par leur saillie et leur mobilité. L'opération et ses suites ne présentèrent rien de particulier, si ce n'est qu'à la levée de l'appareil je trouvai une cataracte secondaire à l'œil gauche, et à l'autre une pupille parfaitement noire, le malade voyant très bien de cet œil.

S'il eût été opéré de la manière ordinaire, il eût pu arriver que l'accident survenu à l'œil gauche se fût également manifesté à l'œil droit, ce qui aurait nécessité une seconde opération.

TROISIÈME OBSERVATION.

Opération par extraction, aux deux yeux, par la méthode ordinaire; mais la cristalloïde postérieure ayant été déchirée accidentellement à l'œil gauche par la curette employée dans le but d'extraire des parcelles du cristallin, demeurées dans la chambre postérieure.

Pendant mon séjour à Brest, dans le mois de mai 1821, j'eus occasion d'opérer plusieurs aveugles à l'hospice de cette ville. Dans le nombre des individus opérés, l'un d'eux me donna lieu d'observer les circonstances que je vais rapporter. Ce fait, joint à d'autres du même genre qui s'étaient présentés antérieurement dans ma pratique, m'a suggéré l'idée du procédé dont ce Mémoire est le développement. Après la sortie du cristallin de l'œil gauche, j'employai la curette pour extraire les parcelles de ce corps connues sous le nom d'*accompagnement de la cataracte*. Par un mouvement brusque que fit le malade, la cristalloïde postérieure fut déchirée par la curette, et le corps vitré se présenta sur-le-champ à l'ouverture de la cornée. Le malade ne fermant pas de suite l'œil, comme je le lui recommandais, il s'en échappa une petite portion. L'opération terminée de ce côté, je passai aussitôt à celle de l'œil droit; et, craignant l'accident que je venais d'éprouver en opérant l'autre œil, j'abandonnai à l'absorption ce que j'avais voulu extraire dans le premier; il ne se manifesta aucun accident dans les premiers jours qui suivirent l'opération. Néanmoins il parut un peu d'inflammation à l'œil gauche; je l'attribuai à ce qui s'était passé durant la manœuvre opératoire. A la levée de l'appareil, je trouvai une cataracte membraneuse à l'œil droit, dans lequel la cristalloïde postérieure était demeurée intacte, tandis que dans l'œil gauche il existait une pupille irrégulière, la partie inférieure de son bord ayant contracté adhérence avec la section de la cornée : du reste, le malade y voyait bien. Deux ans après, je revis cette personne au Havre-de-Grâce, où des affaires de famille l'avaient appelée : il n'était survenu aucun changement. Elle pouvait lire de l'œil gauche à l'aide de lunettes.

QUATRIÈME OBSERVATION.

Opération par extraction aux deux yeux : la cristalloïde de l'œil gauche n'ayant pas été suffisamment divisée, il resta une petite ouverture verticale qui permit néanmoins la vision; la pupille de l'œil droit conserva sa régularité, et fut parfaitement nette.

Au Havre-de-Grâce, en 1822, j'opérai le nommé Étienne Lafage, en suivant mon procédé pour l'extraction, de deux cataractes. A la levée de l'appareil, je trouvai la pupille de l'œil droit bien nette, tandis qu'à l'œil gauche la cristalloïde postérieure n'ayant pas été suffisamment divisée, et le corps vitré n'ayant pas forcé les lambeaux à se porter vers les parties postérieures et latérales de l'iris, il existait une petite pupille verticale; je fis fermer l'œil droit pour m'assurer de l'état de la vue de celui-ci; et, malgré les circonstances ci-dessus énoncées, le malade distinguait tous les objets.

CINQUIÈME OBSERVATION.

Extraction de cataractes aux deux yeux : la cristalloïde postérieure ayant été déchirée à l'œil droit et conservée à l'œil gauche, cette dernière devint opaque une année après l'opération, par suite d'ophtalmie, tandis que dans l'œil droit la pupille fut conservée aussi nette qu'après l'opération.

Au commencement de l'année 1823, je pratiquai l'opération de la cataracte sur les deux yeux de la nommée Isabeau Bogard, âgée de cinquante-cinq ans, des environs de Brioude, département de la Haute-Loire. La cristalloïde de l'œil droit fut divisée dans l'opération. Cette précaution n'eut pas lieu pour le gauche; le traitement fut ordinaire, et il ne survint alors aucun accident. A la levée de l'appareil je trouvai deux pupilles bien rondes et bien nettes, l'opérée voyant également des deux yeux assez bien pour qu'à l'aide de lunettes elle pût faire de grosses dentelles comme il s'en fabrique dans le pays.

Dix-huit mois après, repassant dans cette contrée pour me rendre au Puy, cette femme vint me trouver de nouveau pour me consulter sur l'état de sa vue. Elle me dit qu'une année après l'opération que je lui avais faite il lui était survenu une ophtalmie double qui avait duré près de deux mois; que cette inflammation s'étant dissipée, elle n'avait plus fait que la différence du jour à la nuit avec son œil gauche, tandis que l'autre œil s'était conservé dans le même état qu'avant cet accident.

A l'examen des yeux je reconnus que la cristalloïde postérieure, qui n'avait point été divisée à l'œil gauche lors de l'opération, était devenue opaque durant le cours de cette ophtalmie. Le même accident eût pu arriver à l'autre œil, si le procédé que je propose n'eût pas été mis en pratique.

SIXIÈME OBSERVATION.

Extraction sur un œil : la cristalloïde postérieure étant devenue opaque et n'ayant qu'une petite ouverture latérale à sa partie inférieure, celle-ci ne permettant pas au malade de voir, lorsque la pupille se trouvait contractée par une vive lumière.

Sur la fin de l'année 1824, pendant le séjour que je fis à Nîmes, le nommé Louis Lacoste, des environs de Tarascon, se présenta pour que je pratiquasse sur lui l'opération de la cataracte à l'œil droit (le gauche était atrophié depuis long-temps). Après avoir extrait le cristallin avec l'aiguille à cataracte, j'ouvris la cristalloïde postérieure ; le malade remuant continuellement son œil, cette membrane ne fut déchirée que latéralement à sa partie inférieure. Pour m'assurer que rien ne gênait la vision, je permis au malade de regarder plusieurs objets qu'il vit en effet. Il survint un peu d'inflammation, qui fut combattue par un traitement approprié à cet état. Plus de vingt jours après je fis ouvrir l'œil, et comme l'appartement qu'occupait le malade était peu éclairé, et qu'il tournait le dos à la lumière, celle-ci tombant sur les objets qu'on lui présentait, il distingua bien. N'ayant rien autre chose à indiquer à cet homme, je le quittai en lui recommandant de n'habituer son œil à une grande lumière que par gradation; mais, quinze jours après, le malade revint me trouver pour que j'examinasse son œil, qui ne lui permettait de voir que dans un lieu peu éclairé. Je reconnus alors une cataracte membraneuse, qui avait à sa partie inférieure une petite ouverture latérale par laquelle ce malade pouvait voir lorsque la pupille n'était pas trop contractée. N'ayant pas voulu courir la chance d'une nouvelle opération (que je ne lui conseillais pas), je l'engageai à faire usage d'un verre de couleur vert foncé, afin de modifier l'action de la lumière et permettre une légère dilatation à la pupille; j'ai l'habitude, lors même qu'il n'arrive aucun accident à mes malades, de conseiller l'usage de ces verres pour éviter une trop forte excitation de la rétine dans les premiers mois qui suivent l'opération. Cette observation, en prouvant la nécessité du déchirement de la cristalloïde postérieure pour éviter les cataractes membraneuses secondaires, démontre également l'utilité d'en pratiquer l'incision de haut en bas, comme je l'ai indiqué dans le cours de ce Mémoire.

SEPTIÈME OBSERVATION.

Extraction de cataractes sur les deux yeux, les cristalloïdes postérieures ayant été incisées avec un plein succès.

A la fin de novembre 1825, j'opérai de la cataracte M. Thévenin, curé de la commune de Bizeneuille, près Montluçon. Cet homme, âgé de plus de soixante ans et d'un tempérament lymphatique, avait les yeux saillans, ce qui pouvait présenter un peu de difficulté pour le déchirement des cristalloïdes postérieures ; néanmoins, afin de le garantir des cataractes secondaires, j'en fis l'incision. Avant de quitter le malade, auprès duquel j'étais resté huit jours, je pus reconnaître que les pupilles étaient rondes et noires, et qu'il n'y paraissait aucun lambeau membraneux opaque. Le 19 juin 1826, passant à Montluçon pour me rendre à Moulins, j'entrai à l'hôpital de cette ville pour y voir la nommée Marie Bidault de Saint-Angel, sur laquelle j'avais fait, le 30 décembre 1825, une double opération de la Cataracte : je trouvai que cette femme avait obtenu un succès aussi complet que M. Thévenin. Les sœurs de l'hôpital, qui avaient vu tout récemment ce dernier, m'assurèrent qu'il pouvait lire et écrire, à l'aide de lunettes, aussi bien qu'avant qu'il fût cataracté.

En général, j'obtiens presque constamment par

mon procédé des résultats aussi satisfaisans que ceux, dont il vient d'être question dans ce chapitre.

J'ai eu très souvent l'occasion de pratiquer des opérations de Cataracte à Moulins (*Allier*) (j'habite une campagne à peu de distance de cette ville). J'eus toujours pour témoin de mes opérations le docteur Avizard, membre adjoint, correspondant de l'Académie royale de Médecine, et mon ami, homme qui fait honneur à la médecine par ses connaissances et la manière dont il exerce. Il a été à même de s'assurer des avantages constans que me procure mon procédé : le *Journal de l'Allier* en a aussi rendu compte (1).

---

(1) *Journal de l'Allier*, 15 juillet 1825.

« M. Landrau, médecin-oculiste, habitant de notre ville, est » parti cette semaine pour Saint-Flour où il était attendu de- » puis long-temps. Pendant le court séjour qu'il vient de faire à » Moulins, il a rendu la vue à quatre personnes de l'hôpital » Saint-Joseph.

» A Marie Gorn, de Saint-Germain, près Cusset, âgée de » 19 ans, aveugle depuis deux ans par suite d'un coup de fusil.

» A Pierre Madet, de l'hôpital général, âgé de 69 ans.

» Jacques Gion, âgé de 40 ans, de Vendat (Allier).

» Madeleine Siret, femme Dury, de Saulcet (Allier).

» Nous citerons encore madame veuve Fallier, âgée de » 60 ans.

» M. Penin de la Palisse.

» En général, toutes les opérations faites par M. Landrau, » depuis qu'il habite notre ville, ont toutes été couronnées du » plus grand succès. »

Je place à la suite de ce Mémoire quelques pièces de mon portefeuille, seulement pour prouver que par une grande habitude d'opérer, autant que par les méditations du cabinet, je me suis convaincu de l'utilité du moyen que je propose. Comme toutes les nouvelles découvertes, il rencontrera des contradicteurs, qui céderont cependant à l'évidence lorsqu'ils l'auront mis en pratique.

PIÈCES.

MAIRIE D'ANGOULÊME.

Nous, maire de la ville d'Angoulême, chef-lieu du département de la Charente,

Certifions que M. Jean-François-Parfait Landrau, médecin-oculiste, a opéré pendant son séjour en cette ville plusieurs individus affligés d'une entière cécité; que par l'opération de la Cataracte, il a rendu la vue à beaucoup de personnes des deux sexes et de tous les âges, parmi lesquelles nous devons citer, pour l'honneur de M. Landrau, le sieur Augereau, du faubourg Saint-Auzonne, âgé de 78 ans; la dame veuve Dusouchet, aveugle, qui avait perdu un œil depuis plus de 60 ans; le sieur Colas, de Fond-le-Roy, âgé de 86 ans, et beaucoup d'autres individus qu'il serait trop long de désigner ici.

La plupart de ces opérations ont été faites à l'hôtel-de-ville, en notre présence et devant un concours d'habitans parmi lesquels se trouvaient plusieurs médecins distingués.

D'autres opérations ont eu lieu dans les hôpitaux de cette commune, où monseigneur l'Évêque a bien voulu se transporter pour être témoin du mérite de M. Landrau.

Nous nous plaisons à lui témoigner notre satisfaction sous le double rapport du talent dont il a donné des preuves si honorables, et du noble désintéressement qu'il a mis en opérant gratuitement les pauvres de cette commune.

Angoulême, le 16 mars 1826.

Le premier Adjoint, chevalier de Saint-Louis et de la Légion-d'Honneur.

Signé HORRIE.

Le Secrétaire-général de la Charente, chevalier de Saint-Louis.

Signé DEPLAS.

Journal de la CHARENTE *(samedi* 25 *février* 1826),

M. Parfait Landrau, médecin-oculiste, dont nous avons annoncé l'arrivée à Angoulême dans notre dernier Numéro, vient de justifier d'une manière bien honorable la réputation qui l'avait précédé dans cette ville, mercredi 22 de ce mois, dans une des salles de l'Hôtel-de-Ville. Cet habile artiste a rendu la vue à plusieurs aveugles, et notamment à M. Augereau, du faubourg Saint-Auzonne, âgé de 78 ans. Ces différentes opérations ont été faites en présence des autorités municipales, des médecins et des chirurgiens les plus distingués de cette ville, qui se sont empressés de payer à M. Landrau le tribut d'éloges qu'il mérite.

Plusieurs autres personnes aveugles sont sur le point de se faire opérer. Dans notre Numéro prochain, nous rendrons compte de ces diverses opérations. M. Landrau procure aux malades qu'il traite un très grand avantage, celui de n'avoir pas à craindre les cataractes secondaires. Il a perfectionné l'opération de la Cataracte par extraction qui préserve ainsi de tout accident. Ce procédé, au reste, a été mis par lui en usage en présence de MM. les médecins et chirurgiens, qui, par ce moyen, ont été à même d'apprécier les avantages de sa méthode.

Courrier de la HAUTE-MARNE (7 *décembre* 1822).

Nous nous empressons de prévenir que M. Landrau, médecin-oculiste, a rendu la vue à plusieurs personnes du département; nous nous empressons aussi de faire connaître les résultats heureux des premières opérations pratiquées par cet habile oculiste, mardi 4 du courant. Les appareils ont été levés à toutes les personnes placées à l'hospice de Chaumont ; ces opérations ont eu le succès désiré, puisque tous ces opérés ont vu et nommé les objets qu'on leur a présentés.

---

*Journal politique du département de l'*Aube.

Chaque heure du séjour de M. Landrau en cette ville est marqué par un bienfait nouveau : hier cet habile oculiste a rendu la vue à plusieurs aveugles de l'hospice Saint-Nicolas de Troyes, en présence de MM. les administrateurs, médecins et chirurgiens de cet hospice. Publier de tels actes d'humanité c'est honorer à-la-fois l'art et l'opérateur, et montrer en quelque sorte aux aveugles le terme de leur infirmité.

Journal de Valenciennes (24 *août* 1822).

L'administration des hospices de Valenciennes croit devoir informer ses concitoyens que M. Parfait Landrau, médecin-oculiste, a opéré en présence de plusieurs officiers de santé de cette ville et de deux administrateurs desdits hospices, dans l'une des salles de l'Hôtel-Dieu, le 22 de ce mois, trois personnes aveugles par suite de cataractes, dont deux par extraction et une par abaissement ; ces trois opérations, grâce aux talens de M. Landrau, ont été faites avec le plus grand succès, et ne laissent aucun doute que ces trois personnes, dont une âgée de 83 ans, ne récupèrent la vue.

Non seulement M. Landrau les a opérées gratuitement, mais encore il leur continue ses soins jusqu'à parfaite guérison, ce qui lui assure également la reconnaissance de ces malheureux et celle de l'administration.

Saumur, 4 *juillet* 1820.

Moi, Fardeau, docteur-médecin, chirurgien-major retraité, membre de la société de médecine de Paris, de la société médicale d'émulation, du lycée des arts, de la société académique de Paris, de la société d'agriculture et des arts de Boulogne, professeur d'anatomie, de physiologie et de chirurgie, chevalier de la Légion-d'Honneur, etc.,

Certifie que M. le docteur Landrau (Jean-François-Parfait), a fait devant moi et en présence de plusieurs confrères, diverses opérations sur les yeux, notamment des cataractes par extraction et par abaissement. Ces deux méthodes lui sont familières.

Cet artiste distingué parle de l'œil en vrai médecin et en excellent chirurgien ; il a exercé parmi nous au grand avantage de l'humanité et avec honneur pour l'art.

Ce jeune médecin ne doit pas être confondu avec la foule des oculistes qui courent le monde. Mon confrère, M. Villard, chirurgien-major à l'école royale de cavalerie, et moi, nous plaisons à lui délivrer le présent certificat pour lui servir au besoin.

Signé Fardeau, Villard ; H. Hemry, *premier Adjoint ; le Sous-Préfet*, de Carrière.

Ville de Cherbourg.

Le maire de la ville de Cherbourg, chevalier de la Légion-d'Honneur, certifie que M. Jean-François-Parfait Landrau, médecin-oculiste, a, pendant son séjour à Cherbourg, opéré avec le plus grand succès un grand nombre de personnes des deux sexes, tant de la ville que des communes de l'arrondissement, du nombre desquelles sont plusieurs vieillards septuagénaires et octogénaires; et qu'elles ont toutes recouvré l'entier et libre usage de l'organe de la vue.

Une partie de ces opérations a eu lieu à l'hospice civil en notre présence et celle de M. le sous-préfet, de MM. les médecins et chirurgiens de la ville et de la marine.

Son désintéressement envers les pauvres, qu'il a traités gratis, et les connaissances distinguées dont il a donné des preuves, lui ont mérité et obtenu l'estime et la considération de l'autorité et des habitans, et la confiance entière de la part des personnes qu'il a traitées ou opérées.

Le maire ajoute avec plaisir le témoignage particulier de son estime à celui que M. Landrau a généralement obtenu dans cette ville.

Cherbourg, le 4 avril 1822.

Signé COLLART, *Maire*, et Ch. LEMAITRE, *Sous-Préfet*.

Le Maire de la ville de VALOGNE, *chevalier de l'ordre royal de la Légion-d'Honneur*,

Certifie que M. Landrau (Jean-François-Parfait), a, pendant son séjour dans cette ville, opéré de la Cataracte beaucoup de personnes; que ces opérations ont été faites avec dextérité, et qu'elles ont été toutes suivies de succès.

Il est certain que son désintéressement envers les pauvres et son honnêteté lui ont mérité l'estime de l'autorité et des habitans de cette ville.

Le maire qui, en sa qualité de docteur en médecine, a assisté à plusieurs des opérations faites par M. Landrau, ajoute avec plaisir le témoignage particulier de son estime à celui que cet opérateur a obtenu dans cette ville.

17 Mai 1822.

Signé DUMÉRIL.

(42)

Quimper , *le* 20 *avril* 1821.

Nous, médecins et chirurgien en chef de l'hôpital civil et militaire de Quimper, département du Finistère, certifions que M. Landrau (Jean-François-Parfait), médecin et oculiste de la ville de Lyon, a pratiqué, pendant son séjour en cette ville, cinq opérations de Cataracte, dont deux à l'hospice, en présence de MM. les administrateurs et des hommes de l'art. De ce nombre se trouvaient des personnes d'un âge très avancé et aveugles depuis très long-temps. Nous félicitons M. Landrau sur sa dextérité et les succès qu'il a obtenus dans notre ville.

Signé Poullier, *chirurgien ;* Bécanière, Veilhers, Decamp, Ollivry , *médecins.*

Le Maire, Legerville, *le Préfet,* baron de Chaulieu.

Le Maire de Paimbeuf , *soussigné ,*

Certifie que M. Landrau (Jean-François-Parfait), médecin-oculiste, a fait, dans cette ville, plusieurs opérations de Cataractes avec autant d'habileté que de succès sur plusieurs individus, tant de cet arrondissement que des environs.

Savoir : Marie Vilaine, veuve Gallois, demeurant en cette ville, âgée de soixante-dix-sept ans.

Cheveau, de la commune de Brevin, aveugle depuis plusieurs années, âgé de soixante-huit ans.

Que ces opérations ont été faites en présence d'hommes de l'art et de plusieurs notables habitans.

Certifie également avoir adressé à M. Landrau, plusieurs diverses personnes munies de certificats d'indigence auxquelles il a prodigué gratuitement les soins les plus efficaces.

En foi de quoi j'ai délivré le présent à M. Landrau, comme témoignage de la reconnaissance publique.

Paimbeuf, le 2 janvier 1821.

Signé le Maire, HUGUET.

Le Sous-Préfet, A. LATOENAGE; *le Préfet,* BROSSES.

Nous soussignés, Docteurs en médecine et en chirurgie, chargés du service des hôpitaux civil et militaire de BOURGES, *département du Cher,*

Certifions que M. Jean-François-Parfait Landrau, médecin-oculiste, a pratiqué avec toute la dextérité possible, à l'hôpital civil et militaire, plusieurs opérations de Cataractes qui, toutes, promettent un parfait succès. Ces opérations ont été faites tant en notre présence qu'en celle de plusieurs de nos confrères et des élèves de ladite maison.

Donné à l'hospice civil et militaire, le 23 octobre 1825.

Signé MODIER, DEBAT, SAINT-OLIVIER, MOIREAU, FERNAULT, BARBARIN, DOUIN; ARCHAMBAULT, *Adjoint.*

Le Secrétaire-général de la préfecture,
Signé GRAVELIN.

BRINON, 27 *avril* 1827.

Je soussigné, Gohierre Longchamps, docteur en médecine, médecin de l'hospice civil de la ville de Brinon-l'Archevêque, département de l'Yonne;

Certifie que M. Jean-François-Parfait Landrau, médecin-oculiste, a fait avec succès dans notre ville plusieurs opérations de la Cataracte; que, pendant son séjour à Brinon, il a montré le plus grand désintéressement en opérant gratuitement les malheureux de cette ville et ceux des communes voisines.

J'atteste également que M. Landrau a eu pour ses malades les soins, les égards et la déférence qui caractérisent l'homme de mérite.

Signé GOHIERRE-LONGCHAMPS.

Vu pour légalisation de la signature de M. Gohierre-Longchamps, et pour attestation des faits énoncés au certificat ci-dessus.

Le Maire, signé FERRAND.

Le Préfet de l'Yonne, Gentilhomme de la chambre du Roi, marquis DE GASVILLE.

Ville de SAINT-FLORENTIN.

Nous, Pierre-Edme-Nicolas Bourbon, maire de la ville de Saint-Florentin, et Louis-Denis Guiollot, docteur en médecine, adjoint au maire de ladite ville ;

Certifions que M. Landrau, oculiste, a opéré en notre présence et aussi en présence de M. Hermelin, chirurgien de notre Hôtel-Dieu, et ce avec tout le succès désirable, cinq personnes domiciliées en cette ville, qui, par l'effet de la Cataracte, étaient aveugles depuis plusieurs années : ces cinq personnes ont recouvré la vue aussitôt après l'opération. Nous sommes certains qu'elles jouissent maintenant de ce bienfait inappréciable.

Nous certifions aussi que plusieurs personnes privées de la vue, aussi pour cause de Cataracte, habitans des communes voisines, ont été opérées par M. Landrau, et qu'elles ont toutes recouvré la vue.

Pour quoi nous lui donnons, avec la plus grande satisfaction, la présente attestation que nous avons rédigée à l'Hôtel-de-Ville, et à laquelle nous avons fait apposer le cachet de la mairie après l'avoir signée, ainsi que M. Hermelin.

Saint-Florentin, 4 mai 1827.

Signé HERMELIN, GUIOLLOT, BOURBON.

Le Préfet de l'Yonne, marquis DE GASVILLE.

BRIGNOLES, 6 *mai* 1825.

Nous soussignés, médecins de l'hospice de la ville de Brignoles, département du Var, certifions que, dans le courant de la dernière quinzaine du mois d'avril dernier, M. Jean-François-Parfait Landrau, médecin-oculiste, a opéré successivement dans une des salles dudit hospice, en notre présence et en celle de plusieurs autres personnes de l'art, six individus indigens, dont cinq étaient atteints de cataractes; qu'il a pratiqué ces diverses opérations avec autant d'aplomb que de dextérité, les unes par abaissement et la plupart par extraction; que l'une d'elles l'a été sur une fille, âgée de vingt-six ans, affligée de deux cataractes congéniales; et qu'il a fait une prunelle artificielle à un vieillard plus que sexagénaire; que, quelques instans après leur opération, chacun de ces aveugles a vu et bien distingué les divers objets qui lui ont été présentés; et enfin que M. Landrau, ayant donné jusqu'aujourd'hui les soins les plus attentifs à ces malades, il leur a donné, ainsi qu'à nous, une haute idée de ses procédés opératoires et de son humanité. En foi de quoi nous avons rédigé le présent pour rendre hommage à ses talens, à la vérité, et proclamer, autant qu'il nous appartient, le mérite distingué que nous avons reconnu en la personne de M. le docteur Landrau.

Signé AMIC et ROUGON, *médecins.*

Vu pour légalisation des signatures, et attester que M. Landrau s'est acquis des droits à notre reconnaissance par l'intérêt qu'il 'a montré pour les aveugles indigens.

Signé LE MAIRE.

Le sous-préfet de l'arrondissement de Brignoles, chevalier de l'Ordre royal de la Légion-d'Honneur, ne peut que rendre justice aux sentimens de générosité qui ont distingué M. Landrau, médecin-oculiste, pendant son séjour en cette ville, où il a fait preuve d'une parfaite érudition de son art.

Signé LE SOUS-PRÉFET.

BRIGNOLES, 15 *juin* 1825.

MONSIEUR,

Vous ne trouverez pas mauvais que je vous écrive pour vous donner de mes nouvelles, et vous témoigner en même temps le regret que votre départ m'a fait éprouver.

Je dois aussi vous entretenir un instant des opérations que vous avez faites à Brignoles. J'aurai le plaisir de vous annoncer qu'elles ont parfaitement réussi. L'opération faite à mon père ne laisse rien à désirer, ses yeux sont aussi beaux qu'il y a vingt ans; sa santé est parfaite (1).

Le ciel vous favorisera sans doute dans toute circonstance.

____

(1) J'employai sur le père de M. Court le procédé qui fait le sujet de ce Mémoire. Le malade était commissaire de marine à Fréjus, et profita de mon séjour à Brignoles pour venir se faire opérer chez son fils.

Les yeux étaient saillans, de fréquentes attaques de goutte contrariaient le traitement consécutif à l'opération, j'en indiquai un approprié à son état, et l'on voit par la lettre de son fils que j'ai obtenu toute la réussite que j'attendais de mon opération.

Pensez à venir nous revoir dans quelque temps : vous ne sauriez croire combien vous nous feriez plaisir, et combien de malades auraient recours à votre talent.

Pour le bien de l'humanité, l'amitié et l'attachement que je vous porte, pensez souvent à Brignoles et donnez à ses habitans la douce satisfaction de vous posséder encore une fois.

Signé COURT, chirurgien.

———

SAINT-OMER, 27 *août* 1822.

MONSIEUR,

J'ai reçu votre lettre avec bien du plaisir, et je ne puis que vous féliciter de votre manière d'opérer : elle a parfaitement réussi ; les quatre qui sont à l'hôpital sont très bien guéris, et vous pouvez vous flatter d'avoir fait des heureux.

C'est aussi pour mon cœur une bien grande jouissance de joindre l'expression de ma reconnaissance à celle que ces malheureux vous portent.

M. le docteur Godefroy me charge de le rappeler à votre souvenir, etc.

Signé DESCAMPS, chirurgien en chef de l'hospice
de Saint-Omer.

———

Ville de SAINT-FLOUR.

Nous, Falcon de Longevialle, chevalier de l'Ordre royal et militaire de Saint-Louis et de la Légion-d'Honneur, maire de la ville de Saint-Flour,

Certifions que M. Landrau (Jean-François-Parfait), méde-

cin-oculiste, a, pendant son séjour à Saint-Flour, opéré, avec
le plus grand succès et par extraction, plusieurs personnes des
deux sexes, tant de la ville que des communes voisines.

Une partie de ces opérations eut lieu à l'hospice civil de
cette ville, en notre présence et en celle de MM. les médecins
et chirurgiens de ladite ville, de plusieurs membres des autorités constituées et d'un grand nombre d'autres individus.

Son désintéressement et les talens dont il a fait preuve ont
été généralement appréciés. Nous ajoutons avec plaisir le témoignage particulier de notre estime à celui que M. Landrau a obtenu dans cette ville.

Saint-Flour, 16 août 1824.

Signé F. DE LONGEVIALLE, *Maire ;*

Le Sous-Préfet, FRAYSSINOUS.

Le Chirurgien de l'Hospice de SAINT-FLOUR, *à* M. *Landrau.*

MONSIEUR,

Serons-nous assez heureux pour voir réaliser le projet que
vous nous avez fait entrevoir de visiter quelquefois les malheureux aveugles de notre ville, où vous avez laissé de si bons
souvenirs ? On me le demande, et, pour répondre catégori-
quement, je me permets de vous écrire pour savoir si vos
courses réitérées vous laisseront, au commencement de cette
saison, le temps de venir dans nos montagnes.

Certain malade que j'avais eu l'honneur de vous adresser, et
que vous devinez sans doute, sera retenu à Saint-Flour par
suite de la confiance que vous y avez si bien su gagner, et ne
fera point le voyage de Paris qu'il projette, si vous pouvez me

donner l'assurance de tourner vos pas vers notre ville, et m'indiquer les préparatifs préliminaires de l'opération de la Cataracte; je me ferai un devoir d'y soumettre tous ceux que je pourrai découvrir pour abréger votre séjour à Saint-Flour, et vous laisser plus de temps pour porter ailleurs vos connaissances.

Mme. Rongier va bien; le vieillard que vous avez eu la bonté d'opérer à l'hôpital court et travaille; il dit aussi : « Bienheu-» reux ceux qui tombent en de si bonnes mains! » Je me fais un devoir de répéter ces mots qui partent d'un cœur reconnaissant, et que nous apprécions ici dans toute leur force.

J'attendrai, Monsieur, avec reconnaissance, une réponse favorable aux vœux de nos malades, etc.

Signé BEAUFILS, *chirurgien de l'hospice.*

Saint-Flour, 16 mars 1825.

Le Maire de GRANVILLE

Certifie que M. Landrau (Jean-François-Parfait), médecin-oculiste, a séjourné quelque temps dans notre ville; qu'il a fait plusieurs opérations de Cataracte par extraction, et toutes avec le plus grand succès; que cet estimable citoyen eut la générosité d'opérer gratuitement plusieurs indigens, tant à la mairie qu'à l'hospice, et a donné les soins les plus affectueux à tous ses malades. Pour quoi le maire lui offre, au nom de la ville, le présent certificat comme gage de sa reconnaissance.

Signé GARNIER, *Maire ;*

DUBINGARD, *Adjoint.*

Les Médecins et Chirurgiens de GRANVILLE

Ont délivré une pièce semblable, signée ALIX, *docteur-chirur-gien ;* LEREVERENT, CHARETTE, VILLARD, FOLLAIN, GHIRGAIN, MAILLARD, GASTEY, et Clément DUBINGARD.

———

Nous soussignés, Médecin et Chirurgien en chef de l'Hospice, place et garnison de LORIENT,

Certifions que M. Jean-François-Parfait Landrau, médecin-oculiste, a opéré de la Cataracte, dans cette ville, plusieurs malades, entre autres le nommé Susac, de la 11°. compagnie de canonniers sédentaires, et Amet André, ouvrier d'artillerie de marine ; que, dans toutes les opérations qu'il a pratiquées à l'hospice, il a développé une légèreté, une précision et une adresse peu communes ; et qu'enfin, plus occupé de l'humanité que de ses intérêts, il a mérité l'estime et la reconnaissance des habitans de Lorient, comme l'approbation des médecins et chirurgiens qui l'ont vu opérer.

Lorient, 21 mars 1821.

Signé SEVÈNE, *docteur-médecin ;*
LEGOFF-DELANGLE, *adjoint.*

Vu relativement à l'opération de Susac, nous joignant à MM. les médecins pour remercier M. Landrau des soins géné-reux qu'il a donnés à ce vieux militaire ; nous déclarons en outre avoir rendu compte de cette opération à M. l'intendant de la division, pour qu'il en donne connaissance à Son Excellence le ministre de la guerre.

Lorient, 22 mars 1821.

Le Sous-Intendant militaire, E. GUYON.

Le Sous-Préfet de MAURIAC *, département du Cantal,*

Atteste à tous ceux qu'il appartiendra que, dans une des salles de la sous-préfecture de Mauriac, et en présence d'une nombreuse assemblée, M. Parfait Landrau a fait, par extraction, l'opération de la Cataracte à Toinette Voisel, âgée de quarante-huit ans, aveugle depuis douze années, de la commune de Champagnac; Jeanne Prat, de la commune de Menet, même arrondissement, âgée de cinquante-neuf ans, aveugle depuis deux ans; et François Fumat, âgé de soixante-dix-neuf ans, de la commune de Monestier, canton de Bord, département de la Corrèze, aveugle depuis huit ans.

Nous attestons de plus que, vu l'indigence des individus dont il s'agit, non seulement M. Landrau les a opérés sans aucune espèce de rétribution, mais qu'il leur a prodigué les soins les plus affectueux; et que, grâce à eux, les malades opérés sont dans le plus heureux état de convalescence, et qu'ils distinguent parfaitement tous les objets.

En foi de quoi nous avons délivré le présent certificat à M. Landrau, pour rendre hommage à la vérité, et par reconnaissance pour les services rendus par lui à l'humanité dans cet arrondissement.

18 août 1819.

Le Sous-Préfet, CUSSAC.

Semblable pièce a été délivrée par le sous-préfet de Montluçon (Allier), le 7 février 1820.

Signé chevalier DE VILLIERS.

Le Maire de la ville de Brioude

Certifie que M. Jean-François-Parfait Landrau, docteur en chirurgie, a fait dans cette ville plusieurs opérations de la Cataracte, avec autant d'habileté que de succès, dans une des salles de l'hospice, en présence de MM. les docteurs en médecine et en chirurgie, ainsi que des fonctionnaires et des administrateurs dudit hospice.

Les gens de l'art ont reconnu avec plaisir, chez M. Landrau, la science que procure l'étude, et la main habile que donne la nature seule, et qui se perfectionne par une pratique habituelle.

Le public a vu avec plaisir l'intérêt que M. Landrau prenait à ses malades, et les sentimens d'humanité qui le guidaient dans cette honorable carrière.

Les malades ont recouvré la vue, ils se portent bien, et leurs bénédictions accompagneront le bienfaisant M. Landrau partout où il portera ses pas.

Brioude, 9 octobre 1819.

Signé Talairat.

Le Sous-Préfet, Boruc.

Nous, Maire de la ville d'Issoire,

Certifions que M. Landrau a fait l'opération de la Cataracte en notre présence et celle de MM. les médecins, chirurgiens, et des autorités de cette ville, aux nommés Estieux (Jacques), âgé de trente-trois ans; Durand Boichon, âgé de soixante-douze ans, tous deux habitans de cette ville; que ces opérations ont très bien réussi, qu'ils ont entièrement recouvré la vue.

Certifions en outre que, sur plusieurs personnes des environs, il a obtenu le même résultat.

Issoire, 29 octobre 1816.

Le Maire, CHOMETTE.

———————

Le Maire de TARASCON, *département des Bouches-du-Rhône,*

Certifie que M. Landrau a opéré, avec le plus grand succès, un grand nombre de personnes des deux sexes, tant de la ville que des environs, et qu'elles ont toutes recouvré l'entier usage de l'organe de la vue.

Ces opérations ont eu lieu, à la mairie et à l'hospice, en notre présence et celle de M. le colonel des chasseurs de la Vendée et d'une grande partie de MM. les médecins et chirurgiens de la ville.

Son désintéressement, les connaissances dont il a fait preuve, et les soins gratuits qu'il a prodigués aux pauvres!, lui ont mérité l'estime et la confiance de l'autorité et des habitans.

Tarascon, 16 novembre 1824.

Pour le maire, signé MARTEL, Adjoint.

Le secrétaire-général de la sous-préfecture :
Pour le sous-préfet en tournée, signé BONG.

———————

Le Maire de la ville de LANGRES

Certifie que M. Landrau, médecin-oculiste, a, pendant son séjour en cette ville, opéré avec un plein succès plusieurs aveugles des deux sexes, au nombre desquels se trouvent des octogénaires.

Ces opérations ont été faites en partie en notre présence et aussi en présence de MM. les médecins, chirurgiens et membres des tribunaux, dans une des salles de l'hospice de cette ville.

Langres, 11 janvier 1823.

Le Maire, Philpin de Rivière.

Le Sous-Préfet, Bermot.

———————

Nous, Maire de la ville de Bellesme, *département de l'Orne,*

Certifions que, pendant son séjour en cette ville, M. Jean-François-Parfait Landrau a fait, avec succès et par un procédé qui lui est propre, l'opération de la Cataracte aux personnes dont les noms suivent :

M. Boisard, ex-garde-général de l'arrondissement de Mortagne, âgé de soixante-douze ans, et aveugle depuis plusieurs années;

M. Ronsin, de Mauves;

M. Gonin de Saint-Léger, âgé de cinquante-six ans;

Que cette dernière opération, ainsi que celle de la pupille artificielle, faite sur la personne d'Antoine Chartier, de Bellesme, âgé de quatre-vingt-deux ans, ont eu lieu à l'hospice en présence du chirurgien de l'établissement et de plusieurs notables habitans; observant à l'égard de ce dernier individu, opéré autrefois d'une cataracte à un œil (maintenant atrophié), qu'encore bien que l'opération de la pupille artificielle offrît des chances peu probables de réussite, elle a néanmoins été couronnée d'un heureux succès.

Qu'enfin M. Landrau, dans l'exercice de son art, a donné

tout-à-la-fois des preuves de talent et de désintéressement qui l'honorent également.

Le 7 août 1827.

Le Maire, VANDIER.

Nous, Médecin et Chirurgien de l'Hospice civil et militaire du HAVRE,

Certifions que M. Jean-François-Parfait Landrau, médecin-oculiste, a fait avec autant de succès que d'adresse, en présence de plusieurs personnes de l'art, dans notre hôpital, l'opération de la Cataracte, tant par abaissement que par extraction, à plusieurs indigens, la plupart sexagénaires, et qu'il a bien voulu venir les visiter journellement pour obvier aux accidens qui peuvent survenir après des opérations aussi délicates.

Plusieurs personnes de la ville et de la campagne lui doivent de la reconnaissance pour les avis gratuits et les secours manuels de la chirurgie oculaire, qu'il leur a prodigués sans rétribution.

Hospice du Havre, 26 juin 1822.

Signé SURIRAY, médecin;
LECACHEUX, chirurgien;
EYRIÈS, adjoint;
LE SOUS-PRÉFET.

Ville de MORLAIX, *département du Finistère.*

Nous, soussignés, certifions que M. Jean-François-Parfait Landrau, médecin-oculiste, pendant son séjour en cette ville,

y opéra le 14 de ce mois, à la maison commune et gratuitement, trois femmes indigentes, devant M. le maire, M. le sous-
préfet et les docteurs en médecine et en chirurgie de cette
ville.

Une demi-heure après l'opération de chacune de ces femmes,
le docteur Landrau démasqua leurs yeux, et les trois opérées (à
la surprise et très grande joie des nombreux assistans) virent
clair, distinguèrent et reconnurent les objets, les personnes et
la diversité de leurs vêtemens. Recueillies toutes trois à l'hospice civil et militaire, ce médecin les y a journellement suivies,
observées, soignées, toujours accompagné des médecins de cet
hôpital et de plusieurs de leurs confrères.

Ces succès assurèrent et fixèrent la confiance publique ; le
concours des malheureux aveugles et indigens augmenta tous
les jours : tous furent admis à l'hospice. Dès ce moment les cas
les plus beaux, les plus rares et les plus difficiles de la chirurgie oculaire se présentèrent : M. Landrau n'en dédaigna aucun.
Opérés sur-le-champ, les uns le furent par extraction, d'autres
par abaissement, d'autres, enfin, fournirent l'occasion de leur
pratiquer une prunelle artificielle, dont le célèbre Chéselden
eut la première idée.

Tels sont les faits que nous avons observés ; et l'intérêt que
nous prenons à l'humanité, aux progrès de la médecine oculaire, nous fait un devoir de publier ce que nous avons vu de
ce jeune médecin, qui joint à de solides connaissances de son
art, sang-froid, circonspection, sagesse, dextérité dans le ma-
nuel opératoire, et, ce qui est toujours estimable et précieux
pour la société, un grand désintéressement, beaucoup de fran-
chise dans le conseil et de prudence dans le pronostic.

Puisse cet hommage, que nous présentons à M. Landrau,
lui être agréable et utile, augmenter la confiance que ses talens
méritent, et le convaincre que les médecins qui aiment leur

art savent estimer et honorer tous ceux qui se montrent dignes de succéder aux grands maîtres.

Morlaix, 28 juin 1821.

Signé Boscher, *médecin ;* Mallet, *chirurgien ;* Dagorn, *médecin ;* Duquesne, *docteur-médecin ;* Boscher jeune.

Le Maire, Beaumont.

Le Sous-Préfet, De Sallejulien.

―――――

Ville de Brest.

Je soussigné, médecin en chef de l'hospice civil de Brest, certifie que M. Landrau a opéré à ma connaissance, à l'hôtel de la mairie et sous mes yeux, dans une des salles de l'hospice et en présence de plusieurs médecins et chirurgiens,

Les nommés Pierre Michel, âgé de cinquante-six ans, aveugle depuis un an ;

Jean Mescam, âgé de quarante-quatre ans, cataracté depuis douze ans ;

Louis-Marie Gallais, âgé de trente-six ans, cataracté de l'œil droit, depuis quatre ans, par suite d'explosion de la poudre à canon ;

Jean-Pierre Mevel, âgé de dix ans, aveugle de naissance ;

Pierre-Thomas Pauchin, âgé de soixante-quatre ans, cataracté depuis trois ans ;

Marie-Françoise Riou, âgée de soixante-sept ans, cataractée de l'œil gauche depuis vingt-six ans, et du droit depuis dix ;

Pierre Levergne, âgé de soixante-dix ans, aveugle depuis onze ans ;

Réné-Marie Pallaouç, cataracté de l'œil gauche depuis trente-huit ans ;

Legarec, âgé de soixante-sept ans, aveugle depuis neuf ans ;

Lemoign, âgé de cinquante ans, aveugle depuis sept ans ;

Que ces opérations ont été pratiquées avec beaucoup de dextérité, et ont été suivies de succès, à l'exception de Pierre Michel et de Pierre Lavergne, qui ont, à la vérité, déclaré voir après l'opération, mais chez lesquels le recouvrement complet de la vue est encore incertain, vu l'état inflammatoire qui n'est pas entièrement dissipé.

En foi de quoi j'ai signé le présent, ainsi que plusieurs médecins et chirurgiens présens aux susdites opérations.

Brest, 30 mai 1821.

> *Signé* LEBRETON, *docteur-médecin ;* LEBIHAN, *chirurgien de garde à l'hospice ;* BOUYER, *prévôt de l'hospice ;* MARCIAC, *élève interne.*

Le maire certifie également que M. Landrau a fait plusieurs autres opérations gratuites, sur les certificats délivrés par lui et par les adjoints.

Le Maire, Joseph KRUS.

Pour le sous-préfet en tournée :

Le Conseiller d'arrondissement, CHOPIN.

Le Préfet du Finistère, baron DE CHAULIEU.

Les pièces que je viens de transcrire suffisent pour prouver et l'habitude que j'ai des opérations de la chirurgie oculaire , et les succès que j'ai obtenus dans ce genre : je me contenterai d'ajouter que de semblables attestations m'ont été remises :

A Laigle, le 5 juillet 1827, par le maire.

Signé Souchey.

Pour le sous-préfet en tournée :

Le Conseiller d'arrondissement, Bail.

————

Moulins-la-Marche, le 10 juillet 1827.

Le Maire, Girard.

Pour le sous-préfet :

Le Conseiller d'arrondissement, délégué, Bail.

————

Ambert, chef-lieu d'arrondissement du Puy-de-Dôme, le 12 juin 1817.

Signé Pommier, *docteur-chirurgien* imberbis ; Brugeron, *docteur-médecin ;* Croset, *pharmacien.*

Rigodon, *Adjoint.*

————

A Sillé-le-Guillaume (Sarthe), le 1er. février 1818.

Le Chirurgien de l'hospice, Vauchelle.

Le Maire, Conveaulle.

————

Salers, 24 août 1819.

Le Maire, chevalier de Saint-Louis, de Raffin.

———

Saint-Germain-Laval, 21 novembre 1818.

Le Maire, Coste.

Le Sous-Préfet de Roannes.

———

Chantelle, 20 avril 1819.

Le Maire, *chevalier de Saint-Louis.*

L'Adjoint, Mignot.

Le Sous-Préfet.

———

Maringues, le 24 mai 1819.

Le Maire, maître en chirurgie, Bergonnioux.

———

Brou, 10 octobre 1817.

Signé Raguenet, Bardon et Champion, *médecins.*

Le Maire, Defouchais.

Le Sous-Préfet.

———

Lormes, 8 août 1819.

Signé Poullain, Marion, *médecins.*

Le Maire, baron de Grandpré.

L'Adjoint, Heuchard.

———

Extrait d'une Lettre de **M.** **DE GRANDPRÉ,** 20 août 1823.

Les personnes que vous avez opérées, lors de votre passage ici, ont conservé la vue jusqu'au dernier moment. M. Delagrange vient de finir sa carrière (quatre-vingt-neuf ans). Le père Potin vit encore et y voit bien.

Agréez, etc.

Signé DE GRANDPRÉ.

———

SAINT-MAIXENT, 17 avril 1820.

Signé GIRAULT DE CROZON, *Maire.*

———

LUZY, 25 janvier 1819.

Signé COURAND, DURAND, DIGOIS, *chirurgiens.*

Le Sous-Préfet, DE CHALIGNY.

———

HENRICHEMONT, 25 juillet 1817.

Signé MALLARDEAU, *médecin;* PERUSSAULT, *chirurgien.*

Le Maire, CHENU DE LA MOTTE.

Le Sous-Préfet de Sancerre, comte DE PONS.

Le Conseiller de préfecture, chevalier GRANGIER.

———

BEAUFORT, 27 novembre 1817.

Le Maire, DANQUETIL.

TESSIER, *Adjoint.*

Le Conseiller de préfecture, secrétaire-général,

MASLIN.

———

Langogne, 17 mai 1824.

Le Maire, Landos.

Pour M. le sous-préfet :

Le Secrétaire-général, Reboul.

Saint-Junien, 18 octobre 1820.

L'Adjoint, *signé* Tellietz.

Mayenne, 4 décembre 1821.

Les Adjoints, Dupont, Grandjardin, Lefèvre, Cheverus.

Le Sous-Préfet, de Villeron.

Vannes, 21 février 1821.

Signé Latour, Claret, *médecins*.

Le Maire, Duplessis de Grénédan.

Le Maître des requêtes, Préfet du Morbihan,

Comte de Chazelle.

FIN.